AF461614

STATIQUE

POUR NE PLUS

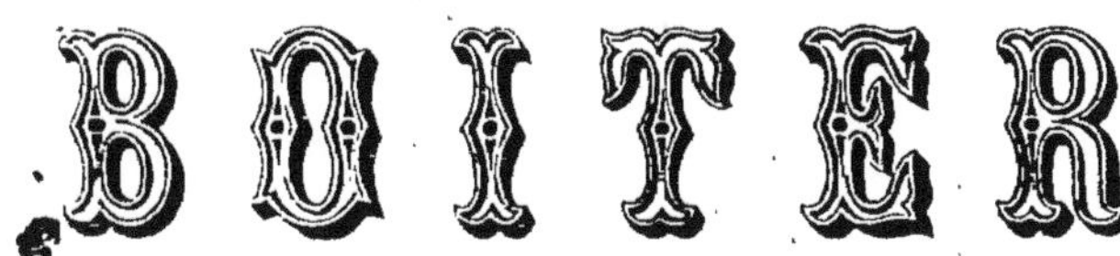

ET POUR RÉGLER

TOUTE MARCHE ET DÉMARCHE

DANS

L'INTÉRÊT DE LA SANTÉ

PAR

LUTTERBACH

Professeur de Marches et Exercices physiologiques, hygiéniques et confortables.

Le temps est proche où l'on appréciera tout le bien que peut faire au corps humain la concordance de ses propres mouvements.

Prix : 1 fr. 25.

PARIS

Chez l'AUTEUR, 97, rue Saint-Honoré.

GUSTAVE HAVARD	MALLET-BACHELIER
Libraire	Libraire
15, RUE GUÉNÉGAUD	55, QUAI DES AUGUSTINS

1855

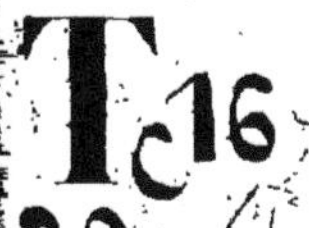

STATIQUE

POUR NE PLUS

BOITER

ET POUR RÉGLER

TOUTE MARCHE ET DÉMARCHE

DANS

L'INTÉRÊT DE LA SANTÉ.

PAR

LUTTERBACH

Professeur de Marches et Exercices physiologiques, hygiéniques et confortables.

Le temps est proche où l'on appréciera
tout le bien que peut faire au corps humain
la concordance de ses propres mouvements.

Prix : 1 fr. 25.

PARIS

Chez l'AUTEUR, 97, rue Saint-Honoré.

GUSTAVE HAVARD	MALLET-BACHELIER
Libraire	Libraire
15, RUE GUÉNÉGAUD	55, QUAI DES AUGUSTINS

1855.

Paris. — Imp. PREVE et Comp., rue J.-J.-Rousseau, 15.

AVERTISSEMENT.

Lorsqu'on publie des moyens inconnus, on doit bien s'attendre à rencontrer des incrédules et ne pas se dissimuler qu'on présente un attrait à la contrefaçon.

Mais après le jugement rendu à ce sujet pour notre *Science nouvelle sur la beauté*, qui a été reproduit sans notre autorisation, nous croyons inutile de rappeler à cette occasion la rigueur des lois ; ce qui a été exprimé, mieux que nous ne pourrions le faire, par les paroles judicieuses de Me Frédéric Thomas, qui, de plus a fait observer qu'au moyen de traités internationaux, la législation actuelle tendait à poursuivre la contrefaçon jusque dans les pays étrangers.

D'ailleurs, les journaux des tribunaux et autres du 28 janvier et jours suivants en ont fait des comptes-rendus de manière à tenir longtemps le public en éveil sur ce point. Le cinquième volume des causes célèbres vient d'y donner un nouveau retentissement.

Heureusement qu'une loi, depuis longtemps consacrée (1797), donne gratuitement à l'auteur le privilége de ses œuvres, autrement les frais de propriété littéraire ou la crainte de se voir enlever en un jour le fruit de son travail, aurait affaibli le zèle qu'il convient d'apporter dans la recherche de choses utiles; et si l'on considère que le public, se voyant chaque jour trompé, est toujours mal disposé pour les innovations, on concevra que la loi n'a rien fait de trop en faveur de l'auteur.

Nous pouvons donc en toute assurance poursuivre nos recherches et prendre patience, s'il est encore quelques personnes qui ont conservé la légère impression produite par l'apparition inattendue de notre premier ouvrage. Tôt ou tard la vérité se répand en proportion des obstacles qu'elle a rencontré.

Enfin, nous avons la double satisfaction de voir qu'à l'exemple des premiers observateurs, le public commence à prendre notre travail au sérieux, qu'on en adopte la pratique dans les familles, et que dans certaines institutions, on fait de ces espèces d'exercices pour soulager les enfants de la position sédentaire que nécessite l'étude. Là, de temps à autre, on leur fait exécuter sur place un exercice pour le développement de la poitrine, indépendamment des marches et exercices gymnastiques ordinaires.

A la colonie de Mettray où la jeunesse entre le plus souvent avec des défectuosités morales, on obtient chaque jour de l'amélioration sur le corps et l'esprit des jeunes gens par des exercices physiologiques et hygiéniques ajoutés à la gymnastique. Et à la satisfaction de leur famille, plusieurs d'entre eux occupent maintenant des postes honorables dans la société.

Nous citerons, à propos de la légèreté avec laquelle on accueille ces sortes d'exercices que, dernièrement, nous nous trouvions dans le voisinage de la caserne Popincourt, où des dames, ne se doutant pas du côté sérieux de la gymnastique, se prirent à rire à gorge déployée en voyant la nouvelle gesticulation de nos militaires ; c'est à peu près ce qui leur arrive tous les deux ou trois jours qu'ont lieu ces nouveaux exercices.

Laissons rire ces dames, c'est la meilleure gymnastique que nous puissions leur procurer ; mais, n'oublions pas de leur rappeler que, si tant de femmes entrent en ménage pour devenir garde malade, la cause provient souvent de ce que leurs maris n'ont pas su profiter des bienfaits d'une gymnastique bien appropriée à leur tempérament., et que ce moyen naturel ayant toute puissance pour améliorer le corps et l'esprit, est par conséquent, celui qui doit le mieux entretenir l'accord dans le ménage.

CHAPITRE PREMIER.

Principes généraux pour régler toute marche et démarche irrégulière.

Nous ne sommes plus au temps de Jésus-Christ, disent les incrédules, pour voir les boîteux marcher droit.

Cependant nous aurions dû en prévoir la possibilité par certaines personnes qui, ayant une jambe plus faible et même plus courte que l'autre, ne boîtent pas par instants, sans pour cela avoir suivi aucun principe de marches, puisqu'il n'en a pas été établi, jusqu'ici, à ce sujet.

La volonté seule peut avoir assez de puissance pour redresser momentanément la démarche, mais c'est aux dépens de la force musculaire ; et la fatigue qui en résulte a toujours été l'obstacle insurmontable. Donc la principale difficulté était de trouver le moyen d'épargner la fatigue en marchant ; — ce moyen, qui pourra profiter à tout autre qu'à ceux qui boîtent, — est enfin trouvé, et la pratique en a fait connaître d'heureux résultats.

Nous n'occuperons pas le lecteur d'un détail

inutile sur nos recherches dans la marche pour établir une nouvelle harmonie de mouvements. Nous trouvons notre récompense dans le bien que peuvent en retirer les personnes atteintes de claudication, ainsi que du grand nombre de celles qui ont une marche contraire à leur santé, et en nous même qui avons été assez heureux pour nous trouver dans ce dernier cas. Nous disons heureux, car il est probable que, malgré notre intention de soulager notre semblable par la découverte de marches hygiéniques, il nous eut été difficile de les réaliser sans en avoir ressenti les effets réparateurs.

INDICATIONS SOMMAIRES *des principes pour ne pas se fatiguer en marchant, redresser la démarche et ne plus boîter.*

Il faut : 1° équilibrer le corps; 2° accorder ses mouvements; 3° utiliser ses divers élans; 4° adoucir les mouvements du côté le plus faible; 5° reporter la plus grande part du poids du corps sur le côté qui offre le plus de résistance; 6° lorsque les jambes ne sont pas d'égale longueur, faire gagner de cette longueur à la plus courte, et en faire perdre à la plus longue, par le moyen d'une position différente pour chaque jambe, en évitant les causes de fatigue; 7° agir le plus naturellement possible, et en sorte que l'exécution des mouvements fasse ressentir quelque chose d'agréable, afin que ces impressions ressenties donnent le désir de suivre avec persévérance cette nouvelle étude, qui doit conduire instinctivement à la marche la plus utile à la santé.

Ainsi qu'on pourrait le dire de certaines personnes qui, dans la perspective d'en retirer de l'agrément, prennent avec plaisir des leçons de danse ; on les voit insensiblement perdre une démarche défectueuse et obtenir pour toujours de la grâce dans le maintien.

Nous allons donner par leçons des principes raisonnés pour mieux les graver dans la mémoire. Comme il sera utile de se les rappeler bien des fois, surtout pour le commencement de l'étude, chaque principe portera son numéro afin qu'il soit plus facile d'y revenir.

PREMIÈRE LEÇON.

No 1. — Le corps assis sur les hanches et centre de gravité.

C'est-à-dire que le corps, par le laisser-aller de son milieu, s'asseoit sur les hanches, afin d'épargner sur ce point la réaction de mouvement qui toujours se produit sur la partie qui conserve de la raideur. Ce laisser-aller est une réserve indispensable à l'extension des jambes, si l'on ne veut pas que le corps soit obligé de fournir à la longueur du pas aux dépens du maintien.

Ce laisser-aller sur les hanches est encore nécessaire pour rendre le mouvement du corps et celui des jambes indépendants l'un de l'autre ; point essentiel pour épargner la fatigue.

C'est en s'asseyant sur les hanches que le haut du corps doit établir son centre de gravité, c'est-à-dire qu'il n'a qu'à s'abandonner directement quand le corps se tient naturement droit ; et que si un de ses côtés fléchit davantage, l'autre côté doit avoir la plus grande part du laisser-aller, afin que le centre de gravité du corps se rétablisse, rien que par son propre poids.

No 2. — Balancement-central.

Ce balancement est un va et vient du milieu du corps dans la direction de la marche pour faire avancer le corps avec plus de facilité et donner de la souplesse à ses mouvements.

Pour arriver à bien établir le *balancement central*, on prélude de cette manière : —Les épaules se soulèvent, se portent en arrière, et, de ce côté, retombent par impulsion. Ce tour d'épaules, ainsi donné, produit une secousse sur le milieu du corps, mais ce n'est plus qu'une secousse balancée par l'effet du laisser-aller ;—Sur ce point le corps s'ébranle, pousse en avant, et revient à sa première position par balancement, ce qui constitue le *balancement central*. S'il est bien établi, l'ébranlement du milieu du corps doit répandre sa vibration jusqu'à la tête, mais on doit s'exercer à le faire avec assez de douceur et de souplesse, pour que ce principe ne vienne pas apporter plus tard de la disgrâce dans la marche. Il ne faut pas s'étonner si, dans les premiers temps, on sent quelque chose de dur en l'exécutant ; car cet effet a bientôt fait place à un soulagement. La suite fera connaître tous les avantages du *balancement central*.

Quant au mouvement des épaules, donné seulement comme prélude, on peut aussi, de temps à autre, l'employer dans le cours de la marche, quand il est nécessaire de redonner de l'essor au *balancement central*. C'est en même temps un élan à donner proportionnellement à la rapidité de la marche. Cet élan, à chaque pas, jette le corps en avant sans qu'il soit obligé de faire le moindre effort pour aller avec plus de vitesse.

Ce tour d'épaules est utile encore pour reprendre la tenue droite quand elle vient à se perdre, ainsi que pour la tenue cambrée qu'il est bon en outre de prendre de temps à autre pour se soulager quand la fatigue se fait sentir.

On peut faciliter la tenue droite ou cambrée en jetant les mains sur le creux des reims, ou seulement en y portant la pensée.

La tenue droite et le *balancement central* bien conduit sont les principes qui entretiennent le mieux une démarche aisée ; mais le balancement central, attendu qu'il n'est pas pratiqué ordinairement, réclame plus d'attention, car si l'on pousse par secousse, le corps avancera plus vite, il est vrai, mais aussi la marche perdra de sa grâce et l'on fatiguera davantage, tandis qu'en faisant balancer le milieu du corps avec douceur et régularité, il semble qu'une force mécanique vient faciliter le mouvement de la marche. Si le *balancement central* est bien dirigé suivant la ligne de la marche, on n'aura pas à craindre qu'il vienne choquer la vue en le rendant trop apparent, vu que plusieurs mouvements donnés dans le même sens ne rendent plus qu'un seul et même mouvement. Aussi devra-t-on éviter autant que possible les mouvements qui portent le corps à droite et à gauche, qui font par conséquent opposition à la marche directe et la retardent d'autant; ce clochement d'ailleurs donne souvent à penser que l'on boîte.

No 3. — Rétraction-musculaire.

Ce raccourcissement des muscles a lieu à la hanche et au jarret, en comptant : *une*, *deux*, pour la hanche qui remonte et pour le genou qui plie et s'avance.

Après s'être levé ainsi, comme par un double coup de ressort, la jambe retombe à l'abandon. L'autre jambe aussitôt remonte de même et ainsi de suite, et l'on a fait le premier pas dans l'amélioration de la marche.

Avant d'aller plus loin, on fera bien d'exercer chaque jambe à un balancement pour s'équilibrer de chaque côté, car c'est là le point essentiel d'une marche réglée.

Tandis que le corps se tient en équilibre sur une jambe, l'autre balance à l'abandon, rien que par le jeu de rétraction de ses muscles, et de façon à ce que le pied ne touche pas à terre. Nous aurons surtout besoin de ce principe lorsque nous en serons aux jambes d'inégale longueur.

En faisant ainsi balancer la jambe, si l'équilibre se perd, on ne doit faire aucun effort pour le reprendre, mais il faut, quand le pied tombe à terre, lever l'autre du même coup pour le faire balancer à son tour, et ainsi de suite.

Ce moyen, de ne poser que sur un pied, est le plus prompt et le plus doux pour reprendre et entretenir l'équilibre. Nous ferons connaître plus loin toute l'importance de ce principe.

Quant à la rétraction musculaire dont nous nous occupons ici, elle donne aux jambes plus de résistance et leur épargne la fatigue ; c'est ce dont nous avons fait l'épreuve sur nous-même, en faisant plusieurs courses ayant les muscles du jarret soutenus par rétraction, et ayant ensuite les jarrets à l'abandon pour le même trajet ; dans le premier cas, nous avons ressenti plus de force et il en est résulté moins de fatigue.

Nous arrêterons ici la première leçon, qui déjà, peut améliorer assez toute espèce de marches et démarches pour en retirer du soulagement, aussi fera-t-on bien de s'y exercer pendant quelque temps, avant de passer aux autres principes; il serait même préférable de n'arriver que par degrés à faire de ces principes une marche réglée; c'est-à-dire de s'y exercer, d'abord, bien des fois sur place, puis, en les répétant, avancer le pied de quelques centimètres à chaque pas, mais n'en faire que plus tard sa marche habituelle; car l'impatience que causé ordinairement une nouvelle étude fait aller plus vite que la disposition naturelle ne le comporte; alors, il s'établit une confusion dans les idées qui rend impraticables les principes les plus simples.

Ceci s'adresse, bien entendu, aux personnes qui ont peu de goût pour l'étude, ou à celles qui manquent de temps ou de patience et qui semblent ne pas vouloir se donner plus de peine, pour arriver à la pratique de principes nouveaux, qu'à la connaissance du dénouement d'une pièce de comédie.

Il vaut toujours mieux persévérer, jusqu'à ce que l'on ait fait l'application complète d'un principe, plutôt que de risquer à ne rien finir en voulant arriver trop vite à la perfection. Différemment, si l'on n'est pas à même de suivre l'étude au complet, on s'arrêtera selon son besoin aux principes les plus essentiels. Quelques personnes parmi nos élèves se trouvant dans ce cas, se sont prudemment contentées de notre première leçon. Il en est même qui, malgré une différence dans la longueur des jambes n'ont eu qu'à ajouter la *pose-du-pied* n° 12, pour en retirer une grande amélioration dans leur marche. Cette amélioration est doublement justifiée par les remerciements dont nous ont honoré ces personnes elles-mêmes.

Récapitulation pour commencer la 2e leçon.

Principes de la première leçon.

N° 1. Le-corps-assis sur les hanches.
2. Balancement-central.
3. Rétraction-musculaire.

DEUXIÈME LEÇON.

N° 4. — Tour-de-hanche et son laisser-aller.

Par un effet de la rétraction de ses muscles, la hanche remonte et tend à tourner d'arrière en dehors, pour revenir en avant; arrivée là, elle cède à la jambe qui l'entraîne. Quand la jambe balance pour faire son pas, elle produit naturellement ce poids d'entraînement qui tire la hanche en avant.

N° 5. — Jeté-rétrograde.

Ce principe s'établit en faisant le contraire de ce qui a lieu ordinairement, c'est-à-dire qu'en faisant son pas, il faut, au moment où le pied arrive à terre, non pas pousser dessus, mais bien, le tirer en arrière par la rétraction des muscles de la partie postérieure de la jambe. Pour mieux obtenir tout l'effet de ce tirage, la rétraction augmente progressivement à partir du dessous de la hanche jusqu'au pied.

Par ce moyen, le pied, n'étant plus refoulé à chaque pas dans le bout de la chaussure, se trouve ménagé d'autant. Le *jeté rétrograde* devient surtout nécessaire quand la marche prend de la rapidité, vu que, dans ce cas, le pied se trouve refoulé en proportion de la force avec laquelle le corps se porte en avant.

Le *jeté rétrograde* sera d'un grand secours pour les personnes qui ont le bout des pieds sensible. Et si un seul pied est atteint, elles ne seront plus exposées à boîter, attendu que ce *jeté* pourra n'avoir lieu que pour soulager le côté le plus sensible; seulement, on donne un peu plus d'élan à cette jambe, et le pied en posant sur le talon est tiré en arrière avant d'appuyer sur la pointe, ensuite le balancement central bien conduit suffit pour régler la démarche.

Il paraîtra difficile d'éviter le glissement du pied lorsqu'il est tiré en arrière; c'est en effet ce qui arriverait, sur un sol glissant, si le principe qui suit ne venait parer à ce danger. Il pourra aussi paraître difficile que le corps marche en avant quand le pied est tiré en arrière, mais le principe n° 7 expliquera combien il est facile et avantageux de faire avancer le corps par ce principe.

N° 6. — Rebondissement-latéral.

Ce principe, dont nous avons donné un aperçu au n° 3 de la première leçon, se fait en même temps que le *jeté rétrograde* ; il consiste à lever le pied, du même coup qui fait tirer l'autre en arrière ; par ce moyen, tout le poids du corps, ne pesant plus que sur un pied, donne à ce pied une force d'appui qui le maintient assez pour l'empêcher de glisser.

Le *rebondissement latéral* a une autre importance : il neutralise les dangereux effets de contre-coup. De plus, il a pour effet d'épargner la fatigue, de garantir des chutes tant sur les terrains accidentés ou sur un sol glissant, que dans la descente d'un escalier. On en trouvera les applications en dehors du sujet que nous traitons dans notre premier ouvrage.

Vu l'importance de ce principe, il devra être étudié sur plusieurs faces, afin que la précision avec laquelle il sera exécuté fasse mieux sentir les avantages que l'on peut en retirer. C'est pourquoi nous ajouterons aux autres indications celle qui suit :

Pour bien faire son pas, la jambe doit être soutenue par les muscles du jarret, de manière à ce que le pied fasse ressort, que l'avant-pied seul frappe à terre et que le talon monte et descend par élasticité. Quand le pied frappe à terre, pour faire lever l'autre du même coup, le jeu de ressort rend le choc du pied moins sensible, il augmente l'élan qui fait soulever l'autre jambe et elle rebondit pour ainsi dire naturellement.

Cette espèce de balancement des jambes peut être représenté à la pensée par cet autre balancement de deux plateaux de balance montant et descendant à tour de rôle après avoir frappé sur quelque chose d'élastique.

Le *rebondissement latéral* peut avoir lieu par les hanches seulement, vu que c'est là où les muscles ont le plus de force pour soulever la jambe ; aussi quand les jambes seront fatiguées, on pourra les faire aller à l'abandon et ne marcher pour ainsi dire que par les hanches. Nous en donnerons quelques détails au chapitre sur les marches.

Nous arrêterons cette leçon au troisième principe, ainsi que nous l'avons fait pour la précédente. La mémoire est tellement familiarisée avec le nombre trois que nous l'avons adopté pour soulager en quelque sorte de la fatigue que cause toujours une étude nouvelle.

Si l'on a dû s'habituer à la pratique des principes de la première leçon avant de passer à la seconde, il sera bon d'agir de même pour celle-ci. C'est le vrai moyen de faire plus de progrès en moins de temps.

Par la même raison, on devrait s'imposer la privation de lire la leçon suivante jusqu'au moment de la mettre en pratique. Le désir qui en résulterait serait un stimulant, pour soutenir la persévérance qu'il convient d'apporter, quand il s'agit de modifier la nature de sa marche.

Ce dont on devra surtout se pénétrer, c'est qu'en améliorant sa marche, la santé y gagnera. Ce motif seul doit être assez puissant pour engager à suivre cette étude avec persévérance. Plusieurs de nos élèves ont été à même d'apprécier les heureux résultats que l'on obtient par cette manière de procéder, car se trouvant contraints, par l'état de leur santé, de mettre plus de lenteur dans l'exécution de ces principes, ils les ont étudiés un à un, en se faisant une loi de ne passer de l'un à l'autre qu'après avoir pratiqué le précédent sans en ressentir de fatigue.

Enfin, après s'être fait un véritable régime des deux premières leçons, ils se sont trouvés soulagés de palpitations de cœur et guéris du mal d'estomac, ainsi que d'autres maux dont ils souffraient depuis longtemps.

N'importe le but qu'on se proposera en suivant cette étude, que l'on ait besoin de tous les principes ou de quelques-uns seulement, on devra, pour exécuter les nouveaux, toujours commencer par les premiers, attendu que plus on est familiarisé avec ceux-ci, moins on a de peine à étudier ceux-là. La récapitulation des premiers principes donnera, d'un seul coup-d'œil, l'ordre dans lequel ils doivent être suivis. Ces quelques pages de plus dispenseront des renvois qui ne peuvent que nuire en coupant le fil de l'étude. Le jugement porté sur notre premier ouvrage nous a fait reconnaître que l'étude était un élan de l'esprit sujet à s'arrêter à la moindre interruption.

Récapitulation pour commencer la 3e leçon.

Principes de la première leçon.

N° 1. Le-corps-assis sur les hanches.
2. Balancement-central.
3. Rétraction-musculaire.

Principes de la deuxième leçon.

N° 4. Tour-de-hanches.
5. Jeté-rétrograde.
6. Rebondissement-latéral.

TROISIÈME LEÇON.

N° 7. — Principe de-bascule.

On peut, en ce seul principe, résoudre ceux

qui précèdent, c'est-à-dire qu'après avoir porté, autant que possible, son attention sur chacun de ces principes, on s'occupe principalement de donner au corps une impression de mouvement de bascule, en sorte qu'à chaque pas il soit lancé, pour ainsi dire, par balancement, tandis que par la marche ordinaire il ne s'avance que par la force des muscles. Le *principe de bascule* s'établit de la manière suivante :

On compte — *une*, quand le pied est tiré en arrière par le *jeté rétrograde* ; — *deux*, lorsque le genou s'avance en rétractant le jarret ; — *trois*, pour le milieu du corps qui pousse en avant en faisant le *balancement-central*. Ce dernier principe doit être conduit de manière à ce que, naturellement, le corps prenne la tenue droite, et même cambrée, si l'on veut en ressentir une impression de soulagement. Cette espèce de balancement de la base au milieu du corps augmente sur ce point la force d'entraînement. Quand des mouvements bien conduits entraînent le corps par son milieu, l'équilibre s'entretient sans peine et le corps s'avance sans effort.

Par exemple, une voiture qui est tirée par son train, roule avec plus de facilité qu'étant entraînée par tout autre point.

Si le principe de bascule est conduit naturellement, il sera peu visible; on pourra même le rendre imperceptible en poussant le genou en avant aussitôt que le pied tire en arrière, vu que le balancement se réduit en se concentrant à la base du corps; mais dans ce cas, il est essentiel de se tenir droit, et de laisser à la jambe le temps de retomber, pour accomplir son pas, autrement il se produirait une certaine résistance qui exposerait à la fatigue.

N° 8. — Élan-continu.

Cet élan est celui de la pensée qui doit entraîner le corps sans interruption. Ce qui peut avoir lieu lorsqu'on est arrivé à pratiquer les autres principes, pour ainsi dire mécaniquement. Alors on ne s'occupe plus que de faire marcher le corps par son milieu et avec continuité rien que par l'élan de la pensée, en sorte que cette force d'entraînement continue lui fasse filer, dirons-nous, son équilibre, dans la direction de la marche.

N° 9. — Dresse-essor.

Le *dresse-essor*, de même que l'*élan-continu*, est cet élan de la pensée qui vient fortifier et soutenir les mouvements. L'*élan-continu* entraîne le corps, le *dresse-essor* le soulève, afin qu'il se transporte avec plus de légèreté.

Quand les deux côtés du corps ne sont pas d'égales forces, le *dresse-essor* doit soulever principalement le côté le plus faible, afin qu'il y ait égalité de fatigue pour régler plus facilement la démarche.

Récapitulation pour commencer la 4e leçon.

Principes de la première leçon.

N° 1. Le-corps-assis sur les hanches.
2. Balancement-central.
3. Rétraction-musculaire.

Principes de la deuxième leçon,

N° 4. Tour-de-hanche.
5. Jeté-rétrograde.
6. Rebondissement-latéral.

Principes de la troisième leçon.

N° 7. Principe-de-bascule.
8. Elan-continu.
9. Dresse-essor.

QUATRIÈME ET DERNIÈRE LEÇON

DES RÈGLES GÉNÉRALES.

N° 10. — Vacillement-musculaire.

Ce principe est un essor complémentaire dont on ne doit faire usage qu'après être certain de maintenir facilement son équilibre, autrement il pourrait nuire à la démarche sans procurer aucun avantage.

Le *vacillement - musculaire* se fait en même temps que le *jeté-rétrograde :* — Les muscles du jarret sont soutenus, l'avant-pied porte à terre la jambe en même temps donne une petite secousse pour le tirer en arrière, et comme par jeu de ressort elle vacille; le talon de son côté monte et descend en touchant à peine à terre. C'est un jeu d'élasticité dont on profite pour soulever l'autre côté du corps plus facilement, ce qui établit le *rebondissement-latéral* naturellement et le *dresse-essor* complète le moyen pour transporter le corps avec la plus grande légèreté.

Le petit ébranlement qui part du pied doit se répandre jusqu'à la tête. Le *dresse-essor* en soulevant la tête restreint son vacillement; mais cette force, restreinte au sommet du corps, se reporte avec plus de force à son milieu. De même qu'une élastique debout et vacillante qui formerait poids à sa base. Si on la soutenait par le haut, son jeu de vacillement serait restreint; mais à mesure que le haut perdrait de l'espace le milieu de cette élastique gagnerait de l'essor.

Le *vacillement-musculaire* est un principe plus hygiénique que gymnastique, par la raison qu'en agissant horizontalement sur le sang, il le pousse en travers du corps et le fait circuler jusque dans les derniers vaisseaux capillaires, ce qui n'a pas lieu par la marche habituelle.

Plus le sang circule régulièrement vers la périphérie du corps, plus il la vivifie et moins, par conséquent, il est sujet à affluer à la tête, aux poumons, au cœur, enfin moins les organes indispensables à la vie sont en danger d'être brisés.

No 11. — Tenue-de-tête.

Tout le monde sait qu'il faut tenir la tête droite pour conserver une belle démarche ; mais généralement, ce à quoi l'on pense le moins, c'est qu'en laissant pencher la tête, un certain temps du même côté, la fatigue qui en résulte est rarement sans danger. Quand la tête n'est plus soutenue que par sa force musculaire elle est sujette à l'affluence du sang qui est toujours attiré par le travail des muscles.

Mais ce qu'il y a de plus dangereux, dans la tenue de la tête, c'est, lorsqu'en marchant, elle conserve de la raideur, dans le moment où elle porte son poids au dessus du pied qui frappe à terre. Dans ce cas, la secousse du pied réagit sur la tête, et quelque petite que soit cette réaction de mouvement, ce nest pas moins un petit contre-coup que la tête reçoit à chaque pas, et l'on sait que ces sortes de mouvements ont le plus de force pour faire affluer le sang.

Ce n'est donc pas sans raison, que nous pouvons affirmer que des maux de tête, des congestions cérébrales, des coups de sang, et plus encore, peuvent provenir d'une mauvaise tenue de la tête.

On devra donc, dans l'intérêt de la démarche, et surtout de la santé, tenir la tête droite sans y mettre de raideur, ou pour mieux dire, entretenir l'équilibre de la tête, en sorte qu'elle ne pèse d'aucun côté.

N° 12. — Pas-de-départ.

Ce principe, ou plutôt cette indication, consiste à partir de la jambe qui a le plus de force, ou dans le cas ordinaire de faire le *pas-de-départ* du pied gauche, pour donner à ce côté une chance de plus de fatigue, afin de contre-balancer celle que la mode a consacrée, ou plutôt cet usage sans raison qui a infligé cette habitude au côté droit, sous peine d'être appelé *gaucher*.

C'est sans doute du moment de la première observation sur cette irrégularité que date, dans l'état militaire, l'usage qui oblige à partir du pied gauche.

Récapitulation du 1er chapitre.

Principes de la première leçon.

N° 1. Le-corps-assis sur les hanches.
2. Balancement-central.
3. Rétraction-musculaire.

Principes de la deuxième leçon.

N° 4. Tour-de-hanches.
5. Jeté-rétrograde.
6. Rebondissement-latéral.

Principes de la troisième leçon.

N° 7. Principe-de-bascule.
8. Élan-continu.
9. Dresse-essor.

Principes de la quatrième leçon.

N° 10. Vacillement-musculaire.
11. Tenue-de-tête.
12. Pas-de-départ.

FIN DES REGLES GÉNÉRALES.

Les quatre leçons de ce chapitre suffisent pour régler toute espèce de démarches lorsque les jambes sont de même longueur, quand même elles ne seraient pas d'égales forces ; — pour les personnes qui ont une jambe plus courte que l'autre, ces quatre mêmes leçons font la majeure partie du moyen pour ne plus boîter, puisqu'elles leur donnent celui d'épargner la fatigue en marchant, qui est la résolution du problème.

L'amélioration dans le maintien s'obtient si promptement, qu'on a lieu d'en être surpris. C'est ce que nous avons été à même de juger sur plusieurs dames car, à la suite de quelques leçons seulement, elles furent étonnées de voir les changements qu'il y avait à faire à des robes qui leur allaient parfaitement il y avait à peine un mois.

CHAPITRE II.

Orthopédie statique pour les jambes d'inégales longueurs.

Il est bien entendu que les principes généraux sont indispensables pour toute démarche qui a besoin d'être améliorée, et qu'ils peuvent suffire aux personnes qui ont les jambes d'inégales forces, pourvu qu'elles soient de même longueur.

Donc, celles qui ont une jambe plus courte que l'autre, auront dû mettre en pratique les leçons précédentes avant d'étudier les principes spéciaux qui leur sont applicables. Seulement, elles auront à modifier les principes généraux par les indications que nous allons donner et les quelques principes spéciaux qui en font la suite compléteront le moyen pour ne plus boîter.

Nous ne cesserons de recommander la patience pour l'intervalle des leçons et pour cesser à la moindre fatigue. Que sont deux ou trois mois pour une amélioration dans sa marche, lorsque, bien souvent, on en a supporté la défectuosité pendant un nombre d'années?

Avant de passer aux modifications, on devrait se faire un plaisir de les trouver soi-même; car rien ne satisfait comme de se rencontrer juste avec l'auteur; et quand on parvient à le dépasser, la satisfaction d'avoir créé, aide à applanir bien des difficultés.

CINQUIÈME LEÇON.

Modifications aux principes pour la jambe la plus longue.

Principes de la première leçon.

N° 1. LE-CORPS-ASSIS SUR LES HANCHES. — Reporter le poids du corps sur cette jambe selon que le centre de gravité le réclame.

2. BALANCEMENT-CENTRAL. — Conduit avec le plus de régularité et de continuité possibles, afin de ne pas laisser le temps aux faux mouvements de se produire.

3. RÉTRACTION-MUSCULAIRE. — De plus en plus afin de conserver au corps la même hauteur.

Principes de la deuxième leçon.

N° 4. TOUR-DE-HANCHE. — De manière à faire porter la jambe plus en dehors pour contribuer à lui faire perdre en longueur et en force ce qu'elle a de trop comparativement à l'autre jambe. Par ce principe, avec une jambe plus longue de 15 à 20 centimètres, on peut encore ne pas boîter si le coup de rétraction musculaire part du creux des reins pour fortifier le mouvement d'élévation de la hanche.

5. JETÉ-RÉTROGRADE. — Avec force proportionnée à la longueur du pas, afin d'augmenter la force d'élan que le corps doit prendre, pour vaincre la résistance que lui offre la longueur du pas.

6. REBONDISSEMENT-LATÉRAL.

Principes de la troisième leçon.

N° 7. PRINCIPE-DE-BASCULE.
8. ÉLAN-CONTINU.
9. DRESSE-ESSOR. — Pour le côté le plus faible.

Principes de la quatrième leçon.

N° 10. VACILLEMENT-MUSCULAIRE. — Tout le temps que se fait le pas.
11. TENUE-DE-TÊTE.
12. PAS-DE-DÉPART. — De ce côté tant qu'il offre le plus de résistance.

Les modifications ci-dessus réclament assez d'attention pour en faire le sujet d'une leçon, c'est-à-dire que l'on devra s'y arrêter pendant quelque temps avant de passer aux principes complémentaires.

Récapitulation des principes de la jambe la plus longue pour commencer la 6e leçon.

Principes de la première leçon.

N° 1. LE-CORPS-ASSIS SUR LES HANCHES. — Sur ce côté tant qu'il offre le plus de résistance.
2. BALANCEMENT-CENTRAL.
3. RÉTRACTION-MUSCULAIRE. — Progressive.

Principes de la deuxième leçon.

N° 4. TOUR-DE-HANCHE. — Pour faire porter la jambe en dehors.

5. **Jeté-rétrograde.** — Fortifié afin d'obtenir plus d'élan pour avancer le corps sur la jambe la plus longue.

6. **Rebondissement-latéral.**

Principes de la troisième leçon.

N° 7. **Principe-de-bascule.**

8. **Élan-continu.**

9. **Dresse-essor.**

Principes de la quatrième leçon.

N° 10. **Vacillement-musculaire.** — Prolongé.

11. **Tenue-de-tête.**

12. **Pas-de-départ..** — Ordinairement de ce côté.

*Le détail des **Modifications** est à la 5e leçon.*

SIXIÈME LEÇON.

Principes complémentaires pour la jambe la plus longue.

N° 13. — Pose-du-pied.

Le corps ayant toujours la propension à se porter du côté où la pointe du pied se tourne, elle se tournera ici en dehors pour ramener le corps sur la jambe qui le rejette du côté opposé. Ensuite, pour donner le moins possible de longueur à cette jambe, le pied se pose du talon à la pointe, en roulant, pour ainsi dire, de même que pour écraser quelque chose et en joignant à ce principe le *jeté-rétrograde*, puis les deux principes suivants compléteront le moyen de mettre les côtés du corps à la même hauteur.

No 14. — Flexion-articulaire.

La *flexion-articulaire* consiste à fléchir le genou progressivement, à mesure qu'il s'avance, tandis que la hanche et le jarret se rétractent, en sorte que le corps conserve toujours à peu près la même hauteur.

Un coup de *rétraction musculaire* de la hanche au genou fait lever la jambe, puis elle retombe à l'abandon. Quand le pied arrive à terre la jambe fléchit de plus en plus en même temps que le corps augmente progresssivement sa force de projection, afin de toujours peser légèrement sur le sol. Une balle élastique, par exemple, ne peut-elle pas être lancée de telle sorte qu'à peine elle touche à terre tout le temps de sa traite.

No 15. — Elasticité-oblique et verticale.

L'élasticité-oblique n'est qu'un rappel du *tour-de-hanche* quand il fait jeter la jambe en dehors. Il va sans dire que, dans cette position oblique, elle perd de sa longueur, et acquiert de l'élasticité en donnant moins de résistance. Par ce moyen, le corps se soulève avec plus de légèreté et la jambe, se trouve en rapport avec celle qui résiste le moins.

Quant à l'*élasticité-verticale*, ce n'est que le

dresse-essor réduit en une espèce de tremblement pour alléger le pas le plus long ; quant au plus court, il laisse peu de temps au jeu du dresse-essor qui, au contraire, doit jouer tout le temps que le corps s'avance sur la jambe la plus longue. On nous a fait remarquer des personnes qui dissimulaient assez bien leur claudication en imitant la marche anglaise. Ce qui nous donne un aperçu de combien la marche peut être aidé par l'élasticité. — Supposons, par exemple, une élastique dont le poids serait tel, que la main ne pourrait la changer de place sans en éprouver de la fatigue. Eh bien ! cette élastique étant debout, si la main vient l'agiter verticalement, elle avancera pour peu qu'on la pousse. — En complétant, par cette comparaison, les principes pour la jambe la plus longue, c'est indiquer qu'il ne faut pas toujours fatiguer le corps pour la véracité des principes et que des jeux mécaniques de cette espèce ferait profiter convenablement de l'intervalle de temps recommandée entre les leçons.

SEPTIÈME LEÇON.

Modification aux principes pour la jambe la plus courte.

Principes de la première leçon.

N° 1. Le-CORPS-ASSIS SUR LES HANCHES.— Reporté sur l'autre côté tant qu'il résiste le plus.

2. Balancement-central.

3. Rétraction-musculaire. — Presque nulle.

Principes de la deuxième leçon.

N° 4. Tour-de-hanche. — Seulement pour rendre ce mouvement semblable, aux deux côtés du corps.

5. Jeté-rétrograde. — Avec douceur, vu que le pied, de ce côté, ayant moins d'appui, est plus sujet à glisser, et que le pas étant plus court, le corps a moins besoin d'élan pour s'avancer.

6. Rebondissement-latéral. — Soutenu par le *dresse-essor* en proportion de la faiblesse d'appui.

Principes de la troisième leçon.

N° 7. Principe-de-bascule. — Sans plier le genou vu que cette jambe doit conserver le plus de longueur possible. On compte seulement : *une*, *deux*, pour le pied tiré en arrière et le milieu du corps qui s'avance.

8. Élan-continu.

9. Dresse-essor. — Pour suppléer au manque d'appui.

Principes de la quatrième leçon.

N° 10. Vacillement-musculaire. — En proportion de la faiblesse d'appui de la jambe.

11. Tenue-de-tête.

12. Pas-court. — La jambe est pendante et rase la terre pour ainsi dire, tout le temps que le corps la fait avancer.

Ainsi qu'il a été dit pour les modifications aux principes de la jambe la plus longue, celles-ci présentent assez d'importance pour en faire le sujet d'une leçon; mais notre recommandation de s'abstenir, sur l'envie d'aller plus loin, deviendrait ici inutile; car, ordinairement, lorsqu'on est si près de la fin, la patience échappe et l'on veut, de suite, tout savoir.

Récapitulation des principes de la jambe la plus courte pour commencer la 8e leçon.

Principes de la première leçon.

N° 1. LE-CORPS-ASSIS SUR LES HANCHES.
2. BALANCEMENT-CENTRAL.
3. RÉTRACTION-MUSCULAIRE. — Presque nulle.

Principes de la deuxième leçon.

N° 4. TOUR-DE-HANCHE. — Seulement pour parallèle.
5. JETÉ-RETROGRADE. — Avec douceur.
6. REBONDISSEMENT-LATÉRAL.

Principes de la troisième leçon.

N° 7. PRINCIPE-DE-BASCULE. — En deux temps.
8. ÉLAN-CONTINU.
9. DRESSE-ESSOR. — D'ordinaire soutenu.

Principes de la quatrième leçon.

N° 10. VACILLEMENT-MUSCULAIRE. — Faible.
11. TENUE-DE-TÊTE.
12. PAS-COURT. — Jambe à l'abandon.

Le détail des modifications est à la 7e leçon.

HUITIÈME ET DERNIÈRE LEÇON

Principes complémentaires pour la jambe la plus courte.

N° 16. — Pose-du-pied.

La pointe de l'autre pied est tournée en dehors ; on tourne celle-ci en dedans et en se posant sur l'extrémité de l'orteil, elle se rétracte pour obtenir plus de fermeté. Naturellement le pied s'étend pour donner au corps plus de hauteur, et quand la pointe du pied, en se tournant, vient se poser sous le milieu du corps, il s'élève davantage, — ainsi qu'il arrive, par exemple, lorsqu'on veut redresser une poutre obliquée si on la pousse à sa base, elle remonte à son sommet. — C'est encore lorsque la pointe du pied est tournée en dedans, qu'elle pousse en dehors avec plus de force, relève mieux le corps de sa pente et le ramène plus facilement à son aplomb.

N° 17. — Jeté-crural.

Ce principe s'exécute ainsi : on profite du moment où la hanche est mise en mouvement, pour jeter la cuisse en avant avec abandon. Elle s'ébranle jusque dans son articulation. Puis le jarret, en se rétractant aussitôt, fait revenir le genouet, le pied porte naturellement à terre : voilà le *jeté-crural*. Quand le *vacillement-musculaire* vient le prolonger on se sent soulevé comme par un jeu de ressort, surtout lorsque le *dresse-essor* en fait le complément.

N° 18. — Fil-de-l'équilibre.

Le *fil-de-l'équilibre*, ce rappel de l'*élan-continu*, est la force de la volonté lorsqu'elle entraîne, sans interruption, le corps par son milieu. On ne saurait trop avoir ce principe présent à la mémoire, car aussitôt qu'on le néglige, le corps devient sujet à vaciller. Les divers élans du corps, réunis à l'élan spontané, augmentent la force d'entraînement, et le corps se maintient sans peine, en filant, pour ainsi dire, dans la ligne de sa marche.

Les brins épars, arrachés à la quenouille, prennent, sous les doigts de la fileuse, de la régularité et de la force en se transformant en un fil continu.

N'oublions pas, pour entretenir la force des jambes, d'imiter ces personnes qui ne peuvent rester debout sans s'agiter comme si elles marchaient sur des épines. — Et rappelons aux dames que plusieurs d'entre elles, pour avoir négligé de se tenir assises, en faisant leur toilette, se sont senties fléchir sous le poids de leur corps au moment de se mettre en marche.

FIN DES PRINCIPES D'ORTHOPÉDIE STATIQUE.

Récapitulation des principes pour la jambe la plus longue.

Première leçon.

N° 1. Le-corps-assis sur les hanches.
2. Balancement-central.
3. Rétraction-musculaire. — Prononcée.

Deuxième leçon.

N° 4. Tour-de-hanche. — Avec élan en dehors.
5. Jeté-rétrograde. — Fortifié.
6. Rebondissement-latéral.

Troisième leçon.

N° 7. Principe-de-bascule.
8. Élan-continu.
9. Dresse-essor. — Pour le côté faible.

Quatrième leçon.

N° 10. Vacillement-musculaire. — Prolongé.
11. Tenue-de-tête.
12. Pas-de-départ. —D'ordinaire de ce côté.

Sixième leçon.

N° 13. Pose-du-pied. — La pointe en dehors.
14. Flexion-articulaire.
15. Élasticité-oblique et verticale.

La cinquième leçon

Donne le détail des Modifications.

On devra considérer, comme principe, le choix du moment où l'esprit est bien disposé et celui où la température donne au corps un état de souplesse, si l'on veut arriver à cet accord parfait de mouvements d'où naissent ces impressions agréables avant-coureurs de la santé.

Récapitulation des principes pour la jambe la plus courte.

Première leçon.

N° 1. Le-corps-assis sur les hanches.
2. Balancement-central.
3. Rétraction-musculaire.—Nulle au genou.

Deuxième leçon.

N° 3. Tour-de-hanche. — Figuré.
4. Jeté-tétrograde. — Faible.
6. Rebondissement-latéral.

Troisième leçon.

N° 7. Principe-de-bascule.
8. Élan-continu.
9. Dresse-êssor.

Quatrième leçon.

N° 10. Vacillement-musculaire.
11. Tenue-de-tête.
12. Pas-court. — Jambe à l'abandon.

Huitième leçon.

N° 13. Pose-du-pied. — La pointe en dedans.
14. Jeté-crural.
15. Fil-de-l'équilibre.

La septième leçon.

Donne le détail des Modifications,

Citons pour dernier appel à l'attention que des personnes, en étudiant plusieurs principes à vingt reprises différentes, n'ont pu les comprendre, et qu'après s'être bien posées pour les étudier un à un, l'étude, est devenue facile, et la pratique un véritable plaisir.

OBSERVATION

sur les diverses causes qui font boîter.

Nous croyons qu'il est préférable pour un nouvel enseignement qui toujours fatigue la mémoire, de ne pas énumérer les causes, si variées, de claudication. Nous dirons seulement que nos principes peuvent suffire dans tous les cas, que chacun pourra les approprier à son besoin, en établissant quelques petites modifications d'après celles que nous avons données.

Par exemple, une hanche est-elle gênée dans son articulation, ainsi qu'il a été dit au principe, l'autre hanche restreint son mouvement afin qu'il paraisse de même aux deux côtés du corps ; s'il arrive que le genou ait une ankylose : la jambe ne perd de sa longueur qu'étant jetée plus en dehors, pour revenir à la distance de son pas en décrivant un arc de cercle. Quand le pied n'a pas sa liberté de mouvement, les articulations, les rétractions et extensions, d'autre part, doivent lui venir en aide.

Il en sera de même pour les divers élans du corps ; les uns seront soutenus par la force des autres. Et, contre l'ordinaire, si la jambe la plus longue a le moins de force, le *dresse-essor* se fera de ce côté et le *pas-de-départ* de la jambe la plus courte. Mais lorsque les hanches ou les genoux sont sujets à dévier de leur articulation ; quand la jambe la plus longue faiblît en fléchissant; ou enfin, si le pied ne peut s'étendre pour fournir à la longueur de la jambe, il faut nécessairement des appareils; seulement il importe de les mettre à la portée de tout le monde : le chapitre suivant donnera à juger si l'on peut atteindre ce but.

CHAPITRE III.

Appareils et orthopédie confortables. Appareils pour les jambes faibles.

Que de personnes se privent de l'exercice de la marche, si utile au corps, à cause de faiblesse de jambes, et à cause du soulagement momentané qu'elles éprouvent par l'usage des voitures, sans penser que cette privation étant contraire aux lois de la nature, peut les condamner pour toujours à un état d'imparfaite santé. Il est des cas cependant, où la voiture est salutaire, c'est lorsqu'on n'y séjourne que le temps nécessaire pour se soulager d'une grande fatigue, ou pour satisfaire au besoin réel du sommeil mais c'est à la condition de se mettre en marche aussitôt après le réveil.

Souvent il arrive qu'on est rebuté par les frais ou l'embarras qu'occassionne un appareil, ou encore, parce que cet appareil ne peut se dissimuler à la vue. Celui que nous proposons n'a pas cet inconvénient ; il est tellement simple qu'on peut facilement l'établir soi-même et de façon à le rendre invisible.

Voici le fait : A la jarretière, mise au dessous du genou, on attache deux bouts de lisière, l'un au dedans l'autre au dehors de la jambe. La lisière, qui peut être fermée du haut doit monter jusqu'au dessous de la hanche ; en sorte qu'ayant la paume de la main en repos sur cette hanche, les doigts puissent se fourrer sous le haut de la lisière et la soutenir.

Dans cette position, les doigts n'ont plus qu'à se plier et se déplier pour tendre et détendre les lisières, par conséquent faire lever et baisser la jambe.

L'appui des doigts peut être facilité en formant une poignée en haut de la lisière, par le moyen qu'on y adapte une large baleine qui la traverse.

On n'a besoin d'aucune autre préparation pour aidar la jambe à se lever en tous sens. Par exemple , si l'on veut que la jambe se porte en dehors ou en dedans , on n'a qu'à balancer les doigts de droite à gauche , ainsi qu'on le ferait avec les guides d'une monture pour en gouverner la marche.

N'oublions pas de laisser à la main la liberté de faire tout autre chose que de soutenir cet appareil. En conséquence, on attachera au dessous du vêtement une espèce d'agrafe pour y accrocher la poignée dans les moments de repos ; il sera même nécessaire, pour conserver l'aplomb à la poignée, de la faire poser sur deux agrafes.

Il nous reste à faire une observation essentielle qui est d'accrocher la poignée, de façon à ce que les lisières soient assez tendues pour que la jambe se trouve soulagée de son propre poids. Il va sans dire que les mouvements de la jambe seront facilités et mieux soutenus si l'on substitue aux lisières des bretelles en caoutchouc.

D'ordinaire, les poches des vêtements de dame ou d'homme se trouvant à la hauteur des hanches, il sera facile d'y pratiquer une ouverture qui pénètre jusqu'à l'appareil, et le mouvement de la main venant s'accorder avec celui de la jambe, ne laissera pas même soupçonner la fonction de de cet appareil.

Ce moyen peut être rendu plus simple encore, et il est facile d'arriver au même but en supprimant l'appareil. Un caleçon peut en faire l'office, pourvu qu'il soit assez ajusté pour que les doigts étant dessous, se trouvent pressés de manière à ce qu'ils fassent aller la jambe en poussant vers le dessus du caleçon.

Pour les hommes, le caleçon pourra même être supprimé si le pantalon est retenu par des sous-pieds, et qu'il soit d'autre part dans les mêmes conditions du caleçon.

Bien que cet appareil doive fonctionner de chaque côté, on n'est pas toujours libres de ses mains, ou il est quelquefois inconvenant de les mettre toutes deux dans les poches. S'il en est ainsi, on pourra fort bien ne faire aller les mains qu'à tour de rôle, ou seulement de temps à autre du côté où la jambe a le plus besoin d'être soulagée.

Il nous reste encore à adoucir la pose du pied, point essentiel pour soulager les jambes faibles; c'est ce que donnera l'appareil, dont on trouvera le détail à l'article sur la jambe la plus courte.

Appareil pour la jambe la plus longue.

Ici, nous aurons moins à faire que dans l'article précédent, vu qu'il y a seulement à soutenir la jambe lorsqu'elle est pliée, afin qu'elle reste en rapport de longueur avec la jambe la plus courte.

Cet appareil consiste en deux jarretières mises, l'une au dessous, l'autre au dessus du genou; puis, de chaque côté du jarret, on attache de l'une à l'autre jarretière deux bandes d'étoffes en caoutchouc; ces deux traverses seront placées en sautoir et tenues assez courtes pour que la jambe étant pliée se trouve soutenue. L'élasticité du caoutchouc et le tirage sur les jarretières donneront assez de jeu pour l'extension de la jambe lorsqu'elle fait son pas. Quand même le tirage n'aurait pas assez de résistance pour soutenir la flexion de la jambe, ce sera au moins un rappel pour la tenir pliée, lorsqu'on se tiendra en repos sur cette jambe. Par ce moyen, le corps en se reportant sur l'autre jambe sera moins sujet à varier de hauteur.

Si la jambe présente de la faiblesse, l'appareil d'ici pourra recevoir l'addition de celui donné dans l'article précédent.

Appareil pour la jambe la plus courte.

Entre les moyens les plus simples, pour suppléer au manque de longueur de la jambe, le premier qui est venu à l'idée a été de donner plus de hauteur au talon, ensuite plus d'épaisseur à la semelle. Plus tard, voulant augmenter l'élévation du pied et rendre ce complément moins visible que les premiers moyens, on a donné à la chaussure une empeigne plus ample, afin de pouvoir fourrer dedans plusieurs semelles.

Sans sortir du cadre des moyens ci-dessus, celui que nous proposons, en venant s'y ajouter, contribuera à l'élévation du pied et rendra sa pose agréable. Ce simple appareil, dont il a été fait d'autres applications dans nos ouvrages, s'établit de la manière suivante :

Au-dessous de la semelle, à partir de la cambrure à l'avant-pied, on applique un de ces petits carrés longs de caoutchouc que l'on trouve dans le commerce. On fixe ce caoutchouc par le moyen de trois petites vis, l'une au milieu, les deux autres à chaque coin, du côté du talon, en ayant soin de les mouiller avant de s'en servir pour qu'elles entrent plus facilement ; ensuite on prend une lame de couteau que l'on a soin de mouiller aussi, afin de pouvoir enlever de l'épaisseur au bout flottant du caoutchouc, en sorte qu'il soit moins sujet à butter contre les inégalités du sol.

Cet inconvénient n'est plus à craindre quand on est arrivé à marcher régulièrement par le *rebondissement-latéral*, qui fait lever le pied au moment où il s'avance.

On évitera le même inconvénient par le *jeté rétrograde*, vu que le pied se trouve retiré en arrière quand il arrive à terre.

D'un autre côté, le *jeté-rétrograde* faisant toujours tirer le pied suivant sa longueur, l'appareil ne pourra vaciller.

Nous dirons que ce petit appareil donne quelque chose d'hygiénique, car son élasticité vacillante favorise la circulation du sang, par conséquent développe les forces musculaires; ces forces musculaires qui font défaut à la jambe dont nous nous occupons. En outre, le petit mouvement d'élasticité que rend l'appareil plaît aux nerfs par la douceur de l'impression qu'il fait éprouver.

Appareil pour l'extension de la jambe et autres parties du corps.

Ce n'est pas quand la marche fait peser le corps sur la jambe que nous chercherons à étendre cette jambe par le moyen d'un appareil, mais bien, quand le corps est dans la position horizontale, lorsque la chaleur du lit et l'effet du sommeil donnent naturellement de l'extension au corps ; car chacun n'a pas été sans remarquer qu'après avoir beaucoup marché dans la journée, si le soir on se mesure en hauteur, on trouve le lendemain matin que l'on a grandi de quelques lignes. En conséquence, on pourra établir un appareil comme il suit :

Une élastique ayant la forme d'un œuf, ou même de forme ordinaire, tenue à un de ses bouts par une petite chaîne qui pivoterait facilement dans ce bout de l'élastique, l'autre bout de la chaîne serait attaché au pied du lit, où elle pourrait aussi pivoter ; cette double rotation serait dans le but de mieux parer à l'obstacle que pourrait rencontrer le mouvement.

Le procédé n'étant encore adapté qu'au pied du lit, l'autre bout de l'élastique qui se trouve libre et en regard de la tête du lit, reçoit le même procédé de pivotement, seulement au lieu de chaîne le pivot comporte trois petites pattes, auxquelles on assujetit trois petites brides disposées de manière à ce que le pied, étant contre l'appareil, il s'en trouve une de chaque côté du talon et l'autre derrière ; en sorte qu'elles montent jusqu'au dessous de la cheville ; là elles sont tenues par une espèce de jarretière venant s'agrafer au dessus du coude-pied à peu près de même qu'on le fait avec certain soulier d'enfant, afin de pouvoir ôter et remettre l'appareil avec facilité.

Une fois le pied assujetti dans cet appareil, le corps n'a plus qu'à se remonter vers le haut du lit pour établir le tirage qui doit faciliter l'extension de la jambe.

Cette élasticité et ce pivotement de l'appareil en donnant de la douceur au tirage, et surtout en laissant au corps la facilité de se tourner et se retourner, satisfait à cette liberté de mouvement qui est indispensable à la santé.

Mais nous devons prévoir le cas où, dans le cours d'un sommeil agité, on céderait trop facilement au tirage de l'appareil et que l'effet deviendrait nul, ainsi que pour les enfants dont le manque de raison pourrait apporter le même obstacle.

Le moyen de soutenir le tirage sur la jambe est, d'établir un second appareil et de l'assujétir à la tête du lit, en s'y prenant de cette manière : — une espèce de ceinture entoure le haut de la cuisse ; on fixe à cette ceinture deux lisières ; l'une au dehors de la hanche, un peu en arrière, l'autre sur le devant au milieu de la cuisse; les deux lisières montent sur le côté du corps pour être réunis à l'appareil fixé au dossier du lit, et pour gouverner le tirage selon le besoin, on adapte une boucle à chaque lisière.

Ce même appareil pourra servir dans le cas où il serait utile de faire ressortir la hanche, ce qui ne nécessiterait que le rapprochement des deux lisières pour faire tirer la hanche en dehors.

Maintenant, si le corps est plus court d'un côté, que l'on doive étendre ce côté sur toute sa longueur, le même appareil suffira, seulement on aura a le raccourcir du haut afin qu'il ne parte que du dessous des aisselles, en donnant, bien entendu, à la ceinture la longueur convenable pour entourer le corps.

On pourra profiter de ce même moyen pour l'épaule qui ne serait pas assez saillante. On conçoit qu'il n'y aurait qu'à rapprocher les lisières au dehors ainsi qu'il a été dit ci-dessus pour faire ressortir la hanche.

Le même appareil peut en outre être utilisé pour la tête qui ne peut se redresser. — On ajoute à l'appareil une espèce de collier-cravatte, — on y attache une large bande d'étoffe-caoutchouc; elle passe sur l'oreille pour être réuni aux lisières, près du pivot de l'élastique, et l'on a soin de tendre la bande proportionnellement, à l'effet d'extension que l'on veut obtenir,

Lorsque la tête seulement a besoin d'être redressée, il suffit de conserver l'appareil à partir du cou à la tête du lit ; attendu que le tirage a lieu naturellement par le corps qui tend toujours à descendre vu la position du coucher.

De même, l'appareil à partir du dessous des aisselles, pourra suffire pour rendre l'épaule plus saillante et, par la même raison, s'il n'y a que la hanche à faire ressortir, tout l'appareil d'autre part pourra être supprimé.

Quant à la tenue qui rend le dos trop saillant, il ne sera peut-être pas inutile de rappeler que l'on pent tendre une bande de caoutchouc d'une épaule à l'autre en la maintenant par deux épaulettes.

Il nous reste à faire mention d'un appareil simple et important. C'est une espèce de corset-ceinture venant entourert le milieu du corps, afin de maintenir les hanches.Cet appareil ou sous-habillement, est de première utilité quand les ligaments articulaires de la hanche se trouvent relâchés, sans parler des hernies et autres accidents dont on peut préserver le milieu du corps par l'usage de cette espèce de ceinture. Nous ferons observer que, si elle est nécessaire aux personnes dont les hanches sont sujettes à se déboîter, elle est utile aussi à tout le monde pour soutenir la fermeté de la marche.

Orthopédie confortable sans appareils.

Nous commencerons par obvier à la disgrâce que présente à la vue les épaules trop basse et de l'inconvénient d'une pareille structure qui oblige à agraffer ou boutonner l'habillement sur le haut de la poitrine, si l'on veut, ne pas être tenu à le remonter sans cesse.

Avec un peu de persévérance on peut arriver à faire remonter l'épaule, rien que par l'accord de son mouvement avec celui de la marche.

Ce mouvement est *l'épaulet;* c'est-à-dire que dans le cours de la marche, les muscles de l'épaule se rétractent chaque fois que le bras est porté en arrière, l'épaule, par ce fait, n'est plus sujette à s'affaisser par le poids du bras qui la tire en bas à chaque temps de son balancement, ici le bras produit l'effet contraire, attendu que la rétraction en le faisant pousser sous l'épaule la soulève à chaque pas. Lorsque cette rétraction a lieu à la partie postérienre de l'épaule, elle porte au développement de la poitrine et affermît le maintient, et quand l'on reprend haleine en même temps que l'épaule remonte, le moyen a plus de force et les fonctions de la poitrine y gagnent.

Il est de fait constant que le mouvement des épaules est salutaire à la poitrine, surtout lorsqu'il est conduit circulairement d'avant en arrière et en dehors; mais au moment où l'épaule remonte, si l'on reprend haleine en deux ou trois temps, cette division fera mieux profiter des bienfaits de cet exercice, de plus, on obtiendra tout le confortable du moyen si la pose du pied vient tomber d'accord avec le mouvement de l'épaule et celui de l'aspiration; il va sans dire que cette dernière exécution ne doit avoir lieu que de temps à autre, à moins qu'on ne veuille en faire un exercice confortable; dans ce cas, il est préférable de faire tourner les deux épaules en même temps, afin que les bras aillent en avant à chaque pas. Toute partie du corps se développant suivant le sens dans lequel elle est exercée, on conçoit ce qu'on peut obtenir pour l'épaule lorsque l'on y dirige une force pendant tout le temps de la marche.

Puisque toute partie musculaire acquiert de la force par l'exercice, on n'aura donc pas perdu son temps, si toutefois la patience échappait avant d'être arrivé à son but.

Par ce même moyen on pourra rétablir le parallèle des hanches qui fait défaut quand l'une est plus basse que l'autre. La seule différence dans le moyen est que la rétraction a lieu ici quand le bras va en arrière et que pour la hanche elle se fait de manière à ce que la jambe aille en avant. Ce mouvement sera plus doux et le résultat aura moins de lenteur si le coup de rétraction se fait par *tour-de-hanche*, en ayant soin de diriger l'impulsion vers le côté qui demande le plus de développement.

Mais, dans tous les cas, n'oublions pas que les épaules ainsi que les hanches doivent être mises en mouvement le plus possible, si nous voulons entretenir la principale force de locomotion du corps.

Pour redresser la tête.

Nous aurons pour étendre les muscles du cou du côté où la tête penche le plus, a agir de cette manière : — Le côté rétracté est soutenu par l'effet de la volonté afin de donner plus de force au tirage qu'il va subir ; et pour gouverner ce tirage qui doit étendre les muscles, la tête se jette par impulsion vers le côté opposé, pousse en arrière, pour revenir en avant. Cet élan circulaire est continué deux ou trois fois de même, en ayant soin d'élever la tête avec une force progressive à la suite de chaque impulsion, en sorte que ce mouvement tirbouchonné conduit par jeu de ressort progressif fasse relâcher les muscles avec le plus de facilité.

L'aspiration est une force que nous devrons ajouter à notre moyen, c'est-à-dire qu'on augmentera de beaucoup sa puissance en reprenant haleine à chaque reprise d'impulsion.

Maintenant nous n'avons plus à nous occuper d'un défaut de nature, mais bien d'un défaut volontaire, qui avec le temps finit par passer à l'état de nature; ce défaut consiste à laisser toujours pencher la tête en avant, en dépit du proverbe : *L'habitude est une seconde nature*. C'est tellement vrai qu'on voit presque toujours les personnes qui ont contractées cette habitude, rester dans le même état. Et ceci se conçoit, puisqu'après un certain temps que la tête a été tenu penchée, on ne peut la redresser qu'en éprouvant une gêne insupportable.

Pour arriver sans peine à ce que la tête reprenne la tenue droite, il faut encore ici établir un jeu d'élasticité musculaire, pour étendre les muscles qui se sont contractés par la continuité d'une mauvaise position ; cet extension s'obtiendra en s'y prenant de cette manière : — Dans le cours de la marche, en même temps que le pied frappe à terre, le menton baisse, se porte en arrière, remonte, mu comme par un ressort, puis la tête s'élève, naturellement elle vacille ; mais la force de la pensée, en la tenant élevée, restreint son vacillement, pour le rendre moins visible et donner plus d'essor au jeu musculaire, ensuite, le menton, revenu à sa première position, recommence de même à chaque pas ; ou seulement tous les trois pas, jusqu'à ce que l'on y soit bien familiarisé.

Cette espèce de tour de meule fait avec la tête devient imperceptible en l'accordant bien avec la pose du pied dont la pointe est tournée dans la direction de la marche. Ou encore ce mouvement excentrique passera mieux inaperçu si, tous les quelques pas, on profite du moment où le regard, réel ou fictif, fait porter la tête sur le côté. La reprise de l'haleine ayant lieu aussi au moment où le pied frappe à terre, fortifie l'extension musculaire, et la tête se redresse avec plus de facilité.

Si, au principe (nº 11), on a arrêté son attention sur les dangers d'une mauvaise tenue de la tête, il n'est pas présumable qu'on reste indifférent à cette détérioration de soi-même, surtout en considérant que cet exercice, destiné pour la tenue de la tête, agit salutairement sur la poitrine. Lorsqu'on est arrivé à ce que la pose du pied, le mouvement de l'aspiration, et l'élan de la volonté soient en accord parfait, on ressent un véritable confortable.

CHAPITRE IV.

MARCHES ET EXERCICES.

Exercice-en-quatre-temps.

Cet exercice d'hygiène ou d'agrément est destiné à étendre et fortifier les jambes, ou quand les genoux sont restés trop longtemps pliés, pour dilater les articulations et rétablir la circulation du sang, ou enfin comme jeu d'équilibre. Il consiste à ce que la jambe imite ce mouvement en forme de croix que décrit le bras du musicien quand il marque les quatre temps de mesure : on se tient en équilibre sur une jambe. De l'autre côté, les muscles de la hanche se rétractent, la jambe se soulève, le pied quitte la terre. — Il est jeté avec abandon par dessus le genou et poussé en dehors. On compte — une puis — deux, quand il revient et qu'il est jeté à l'opposé ; — trois pour son jeté en arrière ; — quatre lorsqu'il est poussé d'arrière en avant, et à chaque jeté, la jambe sur laquelle on se tient en équilibre fléchit le genou par élasticité pour faciliter l'équilibre. On pourra, dans le même but, diviser chaque jeté en deux temps, c'est-à-dire compter, pour le genou qui se lève et pour le pied qui prolonge le jeté : *une, deux, — trois, quatre, — cinq, six, — sept, huit.*

Il n'est pas toujours facile de faire compter, successivement à la jambe, les quatre temps de mesure, car, dans le commencement, il arrive souvent qu'on perd l'équilibre. Dans ce cas, on suit le principe n° 3, où il est dit : *de ne faire aucun effort* pour reprendre l'équilibre ; mais bien, de l'entretenir naturellement, en reportant le poids du corps sur le pied qui tombe à terre, lever l'autre aussitôt, lui faire marquer la mesure et ainsi de suite, tant que ce jeu d'extension articulaire fait éprouver une sensation agréable aux articulations. Il va sans dire que, si une jambe a besoin d'être exercée plus que l'autre, elle doit reprendre les quatre temps plus souvent qu'à son tour.

Exercice complet d'extension.

Dans l'exercice ci-dessus, les jambes seulement sont mises en action ; dans celui-ci les bras agissent en même temps. Mais pour en faciliter l'exécution on s'asseoit afin de ne plus avoir à porter son attention sur l'équilibre. Dans cette position, on fait aller les membres à l'opposé, les uns des autres comme pour marcher, c'est-à-dire que la jambe gauche et le bras droit se jettent ensemble en avant, à tour de rôle avec les deux autres ; ici l'exercice doit prendre de plus en plus de rapidité selon la facilité avec laquelle on l'exécute.

Le développement désiré s'obtiendra mieux si l'on porte la pensée à l'extrémité du bras et de la jambe pour en prolonger les jetés, mais, ils auront dû être lancés avec un certain abandon, et pour épargner les secousses, ils reviennent par le genou et le coude, aidés de la pensée qui se porte à ces deux points. — C'est en faisant la rétraction par le jeu musculaire de la hanche et de l'épaule que l'on donne le plus de force à cet exercice ; c'est aussi en poussant à tour de rôle les hanches en dehors pour prolonger leur mouvement que l'on obtient tout l'essor que comporte cet exercice.

Pour s'exercer debout, sur place, on n'a qu'à

suivre les mêmes principes; et pour marcher, il suffit de suivre et prolonger les jetés afin de laisser à la jambe le temps de faire son pas. De plus, en comptant une, deux, pour les temps de jetés, on entretient mieux l'équilibre.

On fera bien de s'exercer à plusieurs reprises, seulement pour un bras et une jambe, avant de les faire aller à tour de rôle avec les deux autres, afin d'être moins sujet à oublier que la pensée doit les faire avancer principalement par leur extrémité, et les faire revenir par le coude et le genou, c'est le moyen d'adoucir les secousses des jetés et celles du pied quand il frappe à terre. Cette douceur sera plus appréciable si, en marchant, le milieu du corps commence à s'avancer avant que le pied arrive à terre.

En accompagnant l'exercice d'une petite cadence, l'équilibre s'entretiendra mieux c'est-à-dire que le corps s'élèvera et s'abaissera par un mouvement d'élasticité, d'accord avec les temps de jetés. Les personnes qui n'ont pas naturellement la marche régulière ne sauraient trop s'exercer à ce dernier principe; car cette *élasticité verticale*, ainsi qu'il a été dit, réduit les faux mouvements et épargne la fatigue. — La tête pourra prendre part à l'exercice d'extension.

Le besoin d'exercices gymnastiques et hygiéniques date, sans doute, du commencement du monde, et la première idée d'en faire l'application à la santé, certes, n'est pas d'aujourd'hui, car parmi les hommes de l'art, nous citerons à l'appui de cette assertion, qu'en 1826, le docteur Récamier prescrivait à l'abbé de Ravignan de se promener, tous les jours, dans son jardin, pendant une heure en jetant les bras en avant, l'un après l'autre et par petites secousses. Cette prescription du docteur, était dans le but de faire porter aux extrémités le sang, qui déjà, fatiguait la poitrine du savant et célèbre prédicateur de notre époque.

Marche d'aplomp ou confortable.

La marche d'aplomb étant à peu près qualifiée par le nom, il suffira de dire comment elle s'établit : — bien entendu la tenue droite est de rigueur ; mais pour arriver facilement à l'aplomb que comporte, cette marche, il faut que le corps en s'asseyant sur son milieu établisse principalement le laisser-aller au creux des reins : —La jambe est en plein abandon et la cuisse se lève rien que par le jeu musculaire de son articulation, c'est un coup de rétraction qui forme ressort. Par suite de cet effet, le genou, se lève, et la jambe, en flottant pour ainsi dire, retombe naturellement à plein pied sur le sol; l'autre jambe se lève aussitôt que celle-ci porte à terre et la régularité du *balancement central* s'ètablit en donnant suite à la marche. De plus, le milieu du corps aura dû s'avancer tout le temps que la jambe s'est levée et qu'elle est retombée afin d'adoucir les mouvements et entretenir l'équilibre que nécessite la lenteur du pas de la marche confortable.

On pourra établir une variété de cette marche et y donner toute la fermeté qu'elle comporte en rétractant le jarret et en faisant partir du creux des reins le coup de rétraction qui avait lieu seulement au devant de l'articulation de la cuisse ; ce principe est le même qui a été donné au chapitre sur l'orthopédie pour le mouvement qui fait lever la jambe avec plus de force.

Une autre variété pourra avoir lieu et soulager de la fatigue qui survient quand l'on fait longtemps le même mouvement, dans ce cas en faisant partir le coup de rétraction au devant ou au dedans de la cuisse, on porte l'idée au genou pour en faire le principal point de la marche, en tendant toujours à le ramener au centre de cette direction.

La marche confortable, conduite avec une certaine lenteur, doit faire tomber le corps d'aplomb à chaque pas. — Le *principe de bascule*, pour peu qu'il soit prononcé, devient un obstacle dans cette manière de marcher, aussi par prudence il ne doit avoir lieu que dans la pensée. Quoique destinée aux personnes de constitution régulière, la marche d'aplomb pourra néanmoins être employée quand il y aura quelque gêne seulement dans l'articulation des pieds.

En donnant un peu d'excentricité à cette marche, on en sentira tout le confortable : il suffit de laisser à chaque côté du corps le temps de s'avancer à son tour, comme par mouvement de spirale, et pour adoucir le frottement du pied qui pivote sur le sol, le corps s'avance par *élasticité verticale*, ou espèce de cadence en deux temps ; mais cette marche conduite ainsi, pouvant choquer la vue, ne doit être employée que lorsqu'on se trouve à même d'en faire un exercice d'hygiène en variant le travail des muscles ; car rien n'est plus favorable au corps que d'exercer les muscles de diverses manières.

Nous terminerons par une tenue de bras analogue à la marche d'aplomb.

Tenue des bras.

De même qu'il a été dit pour l'*épaulet* les muscles de l'épaule se rétractent, celle-ci remonte, et le bras, d'autre part, en plein abandon, se trouve comme suspendu, ce qui donne à son oscillation, malgré la force qui le soutient, toute la douceur du mouvement de pendule. Par ce fait, le poids du bras diminue et la poitrine en est d'autant soulagée.

Plus la rétraction se fera vers la partie-postérieure de l'épaule, en tournant celle-ci légèrement en dehors, plus le maintien s'affermira, et plus aussi la poitrine prendra de développement.

Ce n'est pas impunément que pour se donner un certain maintien on arrête le mouvement naturel des bras; car si l'on voit tant de maladie de poitrine, la cause, en partie, vient certainement de ce que ses fonctions mécaniques ne sont plus secondées par le mouvement des bras.

Si l'on veut se donner la peine d'observer la tenue des bras chez l'un ou l'autre sexe, on verra que généralement ce sont les hommes qui laissent aller les bras naturellement, et toutes causes égales d'autre part, on verra aussi que ces sortes de maladies ont lieu généralement chez les femmes.

D'ailleurs, ce n'est qu'après avoir obtenu de bons résultats à ce sujet que la gymnastique a adopté les mouvements des bras qui font aller les épaules dans tous les sens, car en exercant la partie musculaire des épaules, surtout en les faisant tourner en dehors, la poitrine se développe et se fortifie.

Il est vrai qu'il est quelquefois utile de varier la tenue des bras, car l'on sait qu'un mouvement trop longtemps répété dans le même sens est une cause de fatigue, surtout pour les constitutions délicates; dans ce cas, l'on devra se soulager du poids des bras en se pressant les mains, de temps à autre, de manière à les faire monter comme par jeu de ressort.

N'ayant pas, dans un ouvrage spécial, à entrer en détail sur la grande diversité de la tenue des bras, nous ne pouvons qu'engager les personnes qui en sentiront le besoin, à avoir recours à notre premier ouvrage qui contient toutes les variétés désirables d'exercices hygiéniques.

Marche par les hanches.

C'est par le jeu musculaire des hanches qu'on fait marcher le corps avec le plus de force et de régularité, c'est aussi par les hanches qu'on le fait changer de direction avec le plus de facilité. Occupons-nous d'abord de la marche directe : — on rétracte par impulsion les muscles de la hanche au genou, ce qui fait remonter la cuisse, lever et avancer le genou. Le milieu du corps en même temps s'avance, et la jambe en plein abandon retombe de même que dans la marche d'aplomb, seulement, quand l'on veut que le pied ne tombe pas complétement à plat sur le sol il faut établir une légère rétraction ou au jarret ou au pied.

Maintenant, soit que l'on ne veuille plus faire travailler le genou, soit qu'il y ait quelque gêne dans son articulation, on pourra ne marcher que par les hanches, en rétractant les muscles de cette manière. — La pensée se porte au creux des reins pour y établir le centre du laisser-aller. De là part le coup de rétraction musculaire, qui fait remonter la cuisse et la fait revenir en avant par un mouvement arrondi, ou *tour de hanche* ; cette espèce d'élan qui soulève la jambe est prolongé par le *balancement-central*, et le pas s'achève sans faire travailler la jambe en aucune manière. La tenue droite et la souplesse du corps sont de rigueur pour épargner la fatigue ; et pour la même raison, l'idée doit reproduire à la pensée la figure donné au principe du *rebondissement latéral*, c'est-à-dire que les jambes se levant tour à tour doivent représenter le mouvement de deux plateaux de balance qui montent et descendent à tour de rôle par l'effet de l'élasticité du plan sur lequel elle porte, afin qu'en marchant, chaque côté du corps rebondisse de même avec régularité et continuité.

Mais s'il arrive que l'on soit fatigué en marchant par les hanches, c'est encore par les hanches qu'on trouvera le moyen de se soulager de cette fatigue.

En conséquence, il suffira d'établir une variation dans la direction de la marche, en faisant de la hanche un véritable gouvernail. Ce mouvement qui, jusqu'ici, n'avait pas été appliqué à la marche, s'exécute de cette manière : — Au moment où le pied porte à terre, le corps s'affaisse sur la hanche, tandis que celle-ci pousse en dehors, suivant la direction plus ou moins oblique que l'on veut donner à la marche. Quand la hanche pousse, elle fait tourner le corps avec l'autre jambe qui a dû se trouver naturellement enlevée, si bien qu'en laissant aller cette espèce de *gouvernail* toujours du même côté, on peut tourner de continu sans interrompre la régularité du pas. Puis aussitôt que l'autre côté se met en jeu, le corps tourne à l'opposé sans forcer en aucune manière ses mouvements de marche.

On conçoit tous les avantages que peut donner un tel principe : Veut-on se soulager des fatigues de la marche? il ne faut que s'asseoir, pour ainsi dire, sur la hanche en la poussant légèrement en dehors et laisser aller le corps un peu obliquement à la distance d'une trentaine de pas, puis agir de même du côté opposé et ainsi de suite. En faisant ainsi varier le travail des muscles, on éprouve un effet bienfaisant de repos sans être obligé de s'arrêter.

Est-il indispensable de traverser une foule lorsqu'on est pressé d'arriver quelque part? Au lieu de se fatiguer les nerfs en faisant des efforts pour se frayer un passage, on accorde son *gouvernail* suivant la fluctuation de la foule en laissant, pour ainsi dire, tomber le corps du côté où l'on doit avancer. Par ce moyen on s'épargnera la fatigue que cause toujours l'impatience de ne pouvoir aller assez vite ; tandis que les effets bienfaisants du *gouvernail* en portant à la bonne humeur, font paraître le chemin plus court, au point que l'on pourrait être tenté de rencontrer pareille occasion pour faire de ce principe un exercice d'amusement.

Un cas sérieux peut se présenter, par exemple, si, étant lancé au pas de course, on aperçoit tout à coup un danger quelconque, il est facile, par le jeu du *gouvernail*, de faire tourner brusquement la pente du corps et par conséquent changer la direction de son élan ; mais pour parer plus sûrement au danger, il faut, au plus vite, fléchir la jambe afin de précipiter l'effet du *gouvernail*.

Cette espèce de *gouvernail* circulaire devra profiter doublement aux personnes qui boitent, attendu que dans les moments ou la marche n'a pas son courant habituel ainsi qu'il arrive dans l'appartement, elles devront ne pas oublier que si, par inadvertance, le corps penche tout à coup de côté; il faut, au lieu de le retenir, prolonger de suite sa pente par un demi tour de ce côté, puis faire revenir le corps à son aplomb au moyen du second *gouvernail*.

Si le jeu des hanches est d'un grand secours pour soulager des fatigues de la marche, ce n'est rien en comparaison des avantages que l'on peut obtenir de la *rétraction musculaire* mise en action par la force de la volonté. Mais dans cette action, il faut bien se persuader que les muscles sont comme des ficelles, et qu'on n'a qu'à les tirer du côté où l'on veut faire lever la jambe. Quelle est la personne qui n'a pas été à même de juger de cet effet, sur une patte de lapin par exemple, lorsqu'elle est détachée de son tronc, et qu'en voyant apparaître, à la section de cette patte, des petits cordons blanchâtres ou queues de muscles, appelés tendons, on s'amuse à les tirer, et, par ce moyen, faire marcher la patte de lapin comme si elle était en vie.

Ainsi donc, on peut, en fixant la pensée aux divers points de flexion des jambes, y faire prédominer le travail des muscles, de sorte à pouvoir, avec quelque raison, qualifier cette variété ainsi : marche par les pieds,—marche par les genoux, — marche par les hanches.

Marche physiologique et hygiénique.

Quel rapport sérieux peut avoir la marche avec la physiologie! diront encore ici les personnes qui n'ont pas foi dans les innovations.

Nous avons, nous aussi, le droit de nous étonner que, jusqu'à ce jour, l'on n'ait pas songé à établir un hygiène en accordant les mouvements de la marche avec les deux premiers principes de la force vitale : le mouvement du sang et la respiration, soutenu par la force de la volonté.

Partons d'un principe. Chaque battement du pouls produit une secousse, le pied à chaque pas en produit une autre. Lorsque ces deux secousses arrivent en même temps, ce n'en est plus qu'une , il en résulte par conséquent moins de fatigue. Et quand une secousse ne vient qu'immédiatement après l'autre, ce n'est plus qu'une secousse prolongée, mais la double force est conservée malgré la douceur acquise, puis vient la force de la volonté pour compléter cet accord et augmenter la puissance de ce moyen phisiologique.

Dans cet accord physiologique est l'hygiéne le plus naturel pour calmer l'irritation du sang qui produit tant de ravages dans l'économie.

Maintenant le moyen d'établir cet accord est très-simple, il suffit de tenir les bras de même qu'on le fait quelquefois pour donner aux mains un appui réciproque, c'est-à-dire, qu'une main soutient l'autre, et que le pouce ou l'index se trouve à la hauteur du poignet, en sorte qu'il n'a plus qu'à appuyer sur la veine pour sentir le battement du pouls. Ensuite, à chaque pulsation le pied porte à terre, non pas précisément au même instant, mais bien, aussitôt après, afin que la pulsation et la pose du pied soient assez rapprochés l'un de l'autre pour ne faire qu'un seul mouvement, mais un mouvement prolongé que la volonté vient fortifier.

Quant à la manière de mettre la respiration en harmonie avec les autres mouvements, il suffit de reprendre haleine en deux ou trois temps, d'accord avec la pose du pied, et d'agir de même en laissant échapper l'haleine.

Par ce dernier accord, la résistance que l'on obtient est immense, et il n'en résulte pas de fatigue. On peut s'en donner la preuve à l'instant en frappant du pied de toutes ses forces et en aspirant de même aussitôt. Le corps en sera ébranlé, il est vrai, mais pour peu qu'on y mette de laisser-aller, l'effet confortable que l'on ressentira donnera le désir de recommencer, tandis qu'en mettant de la raideur dans l'exécution, et en négligeant l'accord de mouvements, le moindre choc du pied réagit sur la partie du corps qui présente le plus de faiblesse et la santé est en danger. Ainsi donc, lorsqu'on aura besoin ou de calme ou de stimulant on pourra, selon sa volonté, obtenir l'un ou l'autre par cet accord, il suffira de prolonger les mouvements lorsqu'on voudra les adoucir, ou d'agir avec force et précision quand il plaira d'en augmenter la puissance sans qu'il en résulte de fatigue. — On aura la preuve des résultats obtenus par le battement ralenti du pouls qui sera le signe du calme obtenu — et la preuve que la vie est ranimée salutairement, et, par cette différence de pulsation qui fera sentir une force prolongée, une force élastique, au lieu de pousser par choc, comme il arrive dans l'état d'irritation. Enfin, c'est une pendule à régler.

Nous pouvons dire que le mouvement du sang

est le premier moteur de nos dispositions, tant de corps que d'esprit ; car les impressions nous viennent pour la plupart du sang, qui en poussant plus ou moins sur le système sensitif fait varier nos sensations ; — c'est aussi dire toute l'influence que peut avoir la marche sur la santé et même sur le caractère.—Dans la certitude que notre innovation ne peut qu'être utile à l'humanité, nous allons pousser plus loin la marche physiologique, comme hygiène, contre l'excès de calme, contre ce vide, ou insensibilité du cerveau, d'où naît cet ennui souvent plus insupportable que l'état d'agitation.

Pour entretenir les facultés sensitives ou faire renaître les idées anéanties, c'est donc au mouvement du sang que nous aurons recours en agitant le corps de manière à faire titiller, pour ainsi dire, le sang sur le cerveau, ce foyer sensitif ! par le moyen de l'*élasticité verticale*. Cette espèce de cadence, régulière et divisée, en faisant porter le sang au cerveau par petits mouvements rebondis, et éveille agréablement les idées.

Ainsi donc, quand la tristesse se fera sentir on aura qu'à marcher par le principe de l'*élasticité-verticale* et la gaîté reviendra, mais, s'il arrive que l'on prenne trop d'animation, il ne faut pas que la volonté arrête l'élan, il n'y aura pas d'irritation de sang si l'on prolonge les mouvements en avançant avec régularité le milieu du corps quand le pied va frapper à terre, ce n'est qu'à cette condition qu'on profitera convenablement des mouvements prolongés, autrement ce serait comme la danse qui porte à la gaîté, mais qui donne au délicat une agitation fatigante.

Si nous avons étendu la portée de nos marches jusqu'à en faire un confortable pour le cerveau, c'est avec la persuasion de ne pas sortir de notre sujet, surtout pour les personnes dont nous nous occupons principalement, nous croyons au contraire leur offrir une compensation au motif qui les exposent plus que les autres aux impressions désagréables. Il est surtout des ennuis inévitables auquel il est nécessaire d'opposer un peu de philosophie.

Nous voulons parler du temps où l'on commence à s'exercer aux nouvelles marches ; de ces moments où l'on ne peut éviter le regard d'un public qui n'est pas toujours bienséant. Jusqu'à ce qu'on soit arrivé à régler ses mouvements, il faut bien s'attendre à ce qu'ils présentent une certaine excentricité ; mais il ne faut pas, dans la crainte du ridicule, diminuer brusquement les mouvements trop prononcés ; car ce n'est que petit à petit que l'on peut arriver salutairement à les réduire et paraître marcher à peu près comme tout le monde, quoique par des principes que le temps n'a pas encore permis d'apprécier.

Jusque là s'il se produit des faux mouvements, on ne doit chercher qu'à s'épargner la fatigue en les prolongeant au lieu de les retenir et ne reprendre l'aplomb que par un jeu d'équilibre qui tende toujours à ramener le corps dans la direction de la marche, dans ce cas il est utile de se rappeler que l'*élasticité verticale*, en divisant les mouvements, réduit leur excentricité et contribue à maintenir l'équilibre.

L'*élasticité verticale* et l'élan continu sont les principes qui réduisent le mieux ce vacillement qui fait aller le corps à droite et à gauche. On ne saurait trop neutraliser cette disgrâce dans la démarche qui a quelque chose d'agaçant lorsqu'on se donne le bras.

Dans l'état de claudication, ce clochement étant plus prononcé devient plus incommode encore ; car, si la personne qui en est atteinte vous donne le bras, qu'on se sente tirer ou pousser à chaque pas, ma foi, cela met souvent en mauvaise humeur et il n'est pas étonnant que ces personnes trouvent la société peu aimable et que ces impressions fâcheuses réagissent sur leur caractère.

D'ailleurs, en dehors de la définition académique, pourquoi ce dicton partout répandu, que : *Les personnes marquées au* B, *sont généralement méchantes*? si ce n'est que leur caractère doit être aigri par les taquineries incessantes des mauvais esprits; car on voit toujours ces importuns se faire un plaisir d'attaquer les personnes qui ont quelque défaut de conformation, comme si leur volonté en était la cause.

Ne devons-nous pas voir là un démenti donné à notre civilisation, aussi bien qu'à l'innovation de l'Estétique dont notre siècle s'honore ; de cette science du beau, qui devrait être avant tout la réciprocité d'impressions agréables, source du beau caractére, et par conséquent du goût pour le beau en toutes choses.

Donc, si les personnes de conformation ou de démarche irrégulières veulent bien utiliser nos travaux en profitant de la nouvelle application de la statique, nous leur en saurons gré doublement, puisque le bien qu'elles en retireront pour elles-mêmes, refluera sur la société.

C'est à la nation française qui se pique de tenir le premier rang dans l'élégance, dans le maintien, et, nous pourrions dire, dans l'agréable tournure, c'est à elle qu'il appartient d'avoir l'initiative dans l'amélioration que nous proposons. Nous croyons qu'avec un peu de bonne volonté à mettre nos découvertes en pratique, on pourra facilement effacer ce contraste qui nuit au bel ensemble, autrement s'il faut chercher nous chercherons encore, et peut-être serons-nous aussi heureux que nous l'avons été jusqu'ici ; car dans cette voie d'innovation la réussite a toujours dépassé nos prévisions.

TABLE DES MATIÈRES.

	Pages
INDICATIONS SOMMAIRES. — Principes . . .	6
Le corps assis sur les hanches. . . .	7
Balancement central.	8
Rétraction musculaire	10
Tour de hanche.	13
Jeté rétrograde.	14
Rebondissement latéral.	18
Elan continu. — Dresse-essor. . . .	20
Vacillement musculaire.	21
Pas de départ. Fin des règles générales .	26
MODIFICATIONS quand une jambe est plus longue que l'autre.	27
Pose du pied.	29
Flexion articulaire.	30
Elasticité oblique et verticale. . . .	30
Modifications pour la jambe la plus courte	31
Pose du pied. — Jeté crural	34
Fil de l'équilibre.	35
RÉCAPITULATIONS pour les deux jambes. . .	36 et 37
Observations sur les diverses claudications.	38
APPAREILS pour les jambes faibles	39
d° pour la jambe la plus longue . .	42
d° pour la plus courte	43
d° pour l'extension de la jambe, etc.	45
ORTHOPÉDIE confortable sans appareil . . .	49
Exercices extenseurs	54
MARCHE d'aplomb.	57
Tenue des bras.	59
Marche par les hanches.	61
Marche physiologique et hygiénique	65

www.ingramcontent.com/pod-product-compliance
Ingram Content Group UK Ltd.
Pitfield, Milton Keynes, MK11 3LW, UK
UKHW020948180726
13838UKWH00003B/1189